山东省内分泌代谢疾病质量控制中心
山东省护理质量控制中心
山东省医师协会内分泌科医师分会

胰岛素泵治疗
质量控制规范

管庆波 主编

YIDAOSUBENG ZHILIAO
ZHILIANG KONGZHI GUIFAN

U0342921

山东科学技术出版社
·济南·

图书在版编目（CIP）数据

胰岛素泵治疗质量控制规范 / 管庆波主编 . -- 济南：山东科学技术出版社，2022.6
ISBN 978-7-5723-1253-3

Ⅰ.①胰… Ⅱ.①管… Ⅲ.①糖尿病 – 胰岛素 – 药物疗法 – 质量控制 – 管理规范 Ⅳ.① R587.105–65

中国版本图书馆 CIP 数据核字（2022）第 090166 号

胰岛素泵治疗质量控制规范
YIDAOSUBENG ZHILIAO ZHILIANG KONGZHI GUIFAN

责任编辑：魏海增
装帧设计：侯 宇

主管单位：山东出版传媒股份有限公司
出 版 者：山东科学技术出版社
　　　　　地址：济南市中区舜耕路 517 号
　　　　　邮编：25003 电话：（0531）82098088
　　　　　网址：www.lkj.com.cn
　　　　　电子邮件：sdkj@sdcbcm.com
发 行 者：山东科学技术出版社
　　　　　地址：济南市市中区舜耕路 517 号
　　　　　邮编：25003 电话：（0531）82098067
印 刷 者：山东顺心文化发展有限公司
　　　　　地址：山东省济南市历城区工业北路 167 号
　　　　　邮编：250100 电话：（0531）88690809

规格：32 开（140 mm × 210 mm）
印张：1.5 字数：30 千
版次：2022 年 6 月第 1 版 印次：2022 年 6 月第 1 次印刷
定价：36.00 元

编写委员会

名誉主编　赵家军　陈　丽

主　　编　管庆波

副主编　侯新国　周新丽　陈诗鸿　王颜刚　逢曙光
　　　　　　班　博　侯宁宁　刘元涛　杨丽娟　景　斐

编　　委　（按姓名汉语拼音排序）
　　　　　　陈宗兰　龚　蕾　金海燕　金　琳　金小龙
　　　　　　孔　东　李建婷　刘福朋　娄能俊　马小莉
　　　　　　牟维娜　孙　佩　孙秋英　孙晓东　王俊巧
　　　　　　徐毅君　杨丽娟　袁妮妮　张广栋　张　梅
　　　　　　郑冬梅

学术委员会

前　言

　　近年来，我国糖尿病患病率显著增加。目前，中国成年人总糖尿病患病率为12.8%，糖尿病前期患病率为35.2%。糖尿病严重威胁国民健康并给社会和患者带来了沉重的经济负担，成为我国亟待解决的公共卫生问题。

　　胰岛素治疗是糖尿病治疗和管理的重要组成部分，对糖尿病患者控制血糖、延缓并发症、提高生活质量具有显著作用。胰岛素泵治疗可以模拟生理性胰岛素的分泌，从而更好地控制患者的血糖水平。

　　为了规范胰岛素泵的应用、提高我国胰岛素泵的管理水平，2021年，中华医学会内分泌学分会、糖尿病学分会以及中国医师协会内分泌代谢科医师分会更新了《中国胰岛素泵治疗指南》。随着胰岛素泵在糖尿病患者中的广泛应用，逐渐暴露出胰岛素泵应用中存在的诸多问题，如胰岛素泵操作不规范等。

　　胰岛素泵的规范化操作，对于胰岛素泵使用的安全性和有效性十分重要。为此，山东省内分泌代谢疾病质量控制中心、山东省护理质量控制中心以及山东省医师协会内分泌科医师分会共同组织，制定了《胰岛素泵治疗质量控制规范》，以提高胰岛素泵的院内外使用与管理水平。

本规范内容包括：胰岛素泵操作资质和应用人群，胰岛素泵操作规范，胰岛素泵的院内和院外管理规范，胰岛素泵耗材使用管理规范，胰岛素泵报警的处理规范，意外高、低血糖的处理规范等。

参与规范制定的专家都在胰岛素泵管理和应用方面具有非常丰富的经验。规范制定及实践检验过程中，还邀请学术委员会所列众多专家参与，融汇了集体智慧，最终形成本书。在此，向对本书编写给予指导和付出辛勤劳动的各位专家、社会各界人士表示衷心感谢。

编者

2022 年 5 月

目　录

第一章　胰岛素泵操作资质和应用人群

一、胰岛素泵操作人员资质

取得正式执业资格以及省级质量控制中心或医师协会授予证书的医生、护士。

二、调整胰岛素泵治疗方案人员资质

仅限取得执业医师执照的内分泌专业医生。

三、胰岛素泵治疗的应用人群

胰岛素泵原则上适用于所有需要应用胰岛素治疗的糖尿病患者，主要包括 1 型糖尿病（T1DM）患者、需要胰岛素强化治疗的 2 型糖尿病（T2DM）患者、计划受孕和已孕的糖尿病女性患者或需要胰岛素治疗的妊娠糖尿病（GDM）患者、需要长期胰岛素替代治疗的其他类型糖尿病（如胰腺切除术后等）患者。

1.短期胰岛素泵治疗的应用人群

（1）T1DM 患者、需要胰岛素强化治疗的 T2DM 患者及其他类型糖尿病患者。

（2）伴应激状态的糖尿病患者及应激性高血糖需胰岛素治疗者。

（3）妊娠糖尿病、糖尿病合并妊娠及计划受孕的糖尿病患者。

（4）围手术期需要控制血糖的患者。

2. 长期胰岛素泵治疗的应用人群

需要长期胰岛素治疗者均可采取胰岛素泵治疗，以下人群使用胰岛素泵获益更多：T1DM 患者、需要长期胰岛素治疗的 T2DM 患者及需要长期胰岛素替代治疗的其他类型糖尿病（如胰腺切除术后等）患者，特别是：

（1）血糖波动大，虽采用多次胰岛素皮下注射方案但血糖仍无法得到平稳控制者。

（2）黎明现象严重导致血糖总体控制不佳者。

（3）频发低血糖尤其是夜间低血糖、无感知低血糖和严重低血糖者。

（4）作息时间不规律，不能按时就餐者。

（5）不愿接受胰岛素每日多次注射，要求提高生活质量者。

（6）胃轻瘫或进食时间长的患者。

四、不适合及慎用胰岛素泵治疗的人群

（1）不需要胰岛素治疗的糖尿病患者。

（2）伴有严重循环障碍的糖尿病患者。

（3）对皮下输液管或敷贴过敏的糖尿病患者。

（4）生活无法自理且无监护人的糖尿病患者。

（5）有严重心理障碍或精神异常的糖尿病患者。

（6）糖尿病患者及其家属接受胰岛素泵使用培训后仍无法正确掌握使用者。

（7）不接受胰岛素泵治疗的患者。

（8）酮症酸中毒、高渗性昏迷未经治疗纠正的糖尿病患者，慎用胰岛素泵治疗。

第二章　胰岛素泵操作规范

一、操作前的准备工作

1.知情同意

在安装胰岛素泵前，与患者及家属充分沟通，沟通内容包括胰岛素泵治疗的必要性、可能风险、费用，胰岛素泵植入过程及使用注意事项，签署知情同意书。

2.选择植入部位

首选腹部，脐周 2 ～ 3 cm 以外。此外，可依次选择上臂、大腿外侧、后腰及臀部等皮下脂肪丰富的部位。避开皮肤破溃部位、瘢痕、硬结、妊娠纹、腹中线及腰带位置。妊娠中晚期的患者慎选腹部，可换为大腿外侧和髂骨上方，或者上臂外侧。两次管路植入距离 2 cm 以上。同时使用动态血糖监测时，管路植入处距离探头植入位置 7.5 cm以上。

3.药械准备

检查胰岛素泵状态是否正常；准备储药器、输注管路、助针器等其他耗材及消毒用品。遵医嘱选取胰岛素，检查有效期。

二、胰岛素泵的设置

包括设置日期时间，根据医嘱设置基础率。

三、胰岛素泵的安装

1. 一般胰岛素泵的安装

严格按照所选胰岛素泵说明书的要求安装，操作步骤如下：

（1）医务人员按照《医疗机构医务人员手卫生规范》（WS/T 313—2019）进行手消毒或更换一次性手套。

（2）胰岛素复温后，使用储药器缓慢抽取胰岛素，抽药完毕排空空气。

（3）连接储药器与输注管路。

（4）马达复位，安装储药器入泵。

（5）管路充盈排气。

（6）消毒皮肤。

（7）于皮下植入管路的针头。

（8）固定针头和管路，标注植入日期。

（9）观察胰岛素泵的运行状态。

2. 胰岛素泵动态血糖监测探头的安装

具有动态血糖监测功能的胰岛素泵，应严格按照说明书的要求安装，操作步骤如下：

（1）医务人员按照《医疗机构医务人员手卫生规范》（WS/T 313—2019）进行手消毒或更换一次性手套。

（2）将探头安装在助针器上。

（3）消毒皮肤。

（4）于皮下植入探头。

（5）充分浸润探头，连接发送器。

（6）开启动态血糖监测，检查探头电信号。

（7）初始化后，输入指尖血糖值进行校准。

（8）观察运行状态。

四、胰岛素泵的移除

需要停止胰岛素泵治疗时，按照下列步骤进行移除：

（1）拔除管路，规范处置医疗废物。

（2）用棉签压迫植入处。

（3）检查、清洁消毒胰岛素泵，并将基础率归零。

（4）妥善保管胰岛素泵并记录。

第三章　胰岛素泵的院内管理规范

一、胰岛素泵日常管理制度

（1）建立设备档案，做好使用登记记录。

（2）每日交班清点，由专人或专岗管理。

（3）每天检测胰岛素泵的工作状态，低电量时应及时更换电池。

（4）不同品牌胰岛素泵必须使用相应的专用耗材。

（5）胰岛素泵使用后进行清洁：用消毒湿巾或75%酒精擦拭，勿用蒸汽消毒或灭菌；禁用打火机油、指甲油清除剂及油漆稀释剂等擦洗胰岛素泵。

（6）胰岛素泵保存在阴凉、干燥、通风处。

（7）建立"科室—设备科—厂家"三级管理体系。

二、胰岛素泵维护制度

（1）每周检测备用胰岛素泵是否处于正常状态。

（2）进入下述特殊物理环境或进行下述治疗操作前，须分离胰岛素泵：

① 强辐射与强磁场：X 线、CT（PET-CT）、MR（MRI、MRA、DWI）、同位素、伽马刀、磁疗床及介入治疗等；

② 高压环境：高压氧舱、高压灭菌等；

③ 极端温度：气温高于 40℃ 或低于 1℃。

（3）胰岛素泵须避免进入静电、浸水、撞击和磁场等环境。

（4）保持储药室和电池室干燥，避免受潮。

（5）选用碱性电池，勿使用碳锌电池。安装电池时，使用专用工具开启电池盖。装好电池后，电池盖上的卡槽须与胰岛素泵平行。

（6）每季度应由厂家技术人员检测胰岛素泵的性能，并做好相关记录。

三、胰岛素泵院内使用制度

（1）患者签署胰岛素泵治疗知情同意书，医务工作者做好相关使用记录。

（2）使用胰岛素泵的患者床头放置警示牌。

（3）根据医嘱为患者戴胰岛素泵，告知患者置泵后的注意事项：避免处于静电、浸水、撞击及极端温度环境（高于 40℃ 或低于 1℃），严禁戴胰岛素泵进行核磁共振、CT、PET 等检查；淋浴时摘下胰岛素泵，戴针头保护帽，严禁携泵淋浴；胰岛素泵不得储存于冰箱内。

（4）患者进行 CT、核磁共振等检查时，由责任护士分离胰岛素泵并做好标记。患者检查完毕后，重新连接胰岛素泵。

（5）监测患者每日三餐前及三餐后 2 h 血糖，或动态监测患者血糖，医生根据各时间点血糖值调整胰岛素剂量。

（6）泵管理人员每日检查胰岛素泵内药量、置泵部位皮肤、管路安置日期，3 ～ 5 天更换一次胰岛素泵输注管路。

（7）结束使用的胰岛素泵消毒处理并将基础率归零，交由泵管理人员安置。

（8）胰岛素泵佩戴过程中发生损坏、丢失等事故，按赔偿制度执行。

（9）非内分泌科住院患者在使用胰岛素泵治疗时，除遵循以上使用制度外，还应注意以下事项：

① 内分泌科医生会诊后确认需要佩戴胰岛素泵治疗的患者，遵内分泌科医生医嘱由泵管理人员进行置泵；

② 泵管理人员向科外责任医护人员交待相关注意事项；

③ 泵管理人员每天对科外使用胰岛素泵的患者进行巡查，内容包括：调整患者饮食结构，遵医嘱调整胰岛素剂量，检查胰岛素泵运行状态、电池电量、剩余药量、置泵部位皮肤、管路状态及安装日期；

④ 患者如需进行 CT、磁共振等检查，医护人员务必在其离开病房前将胰岛素泵摘除。

四、院内胰岛素泵管理人员职责

院内成立胰岛素泵管理团队，该团队成员由内分泌科医生、内分泌科护士、专职糖尿病教育护士、非内分泌科护士共同组成。团队成员主要职责分工如下：

1. 内分泌科医生

全面、系统评估患者，制定个体化治疗方案，开具胰岛素泵治疗医嘱，根据患者血糖情况及时调整胰岛素的基础量及餐前量，有条件的可利用全院电子平台对患者随时进行血糖评估及跟踪，为非内分泌科医务人员提供支持。

2. 内分泌科护士

负责胰岛素泵的安装、程序设置、工作状态检查、报警处理、保养和维护；每日巡视置泵患者，观察胰岛素泵的工作状态，回顾大剂量注射情况，了解剩余药量和电池量，观察穿刺部位皮肤有无红肿和渗出等，及时处理异常情况；治疗结束后及时取回胰岛素泵，对胰岛素泵进行消毒和维护。

3. 专职糖尿病教育护士

对置泵后的患者进行相关知识教育，做好相关记录。对全院每个病区1名带教和1名糖尿病小组成员定期进行集中培训，对参加培训人员进行考核，及时帮助各病区护士解决与糖尿病护理相关的问题。

4.非内分泌科护士

评估患者血糖、饮食、运动以及对治疗方案的依从性等，并及时与团队中内分泌科医生沟通。

五、胰岛素泵使用风险防控

（1）识别胰岛素泵使用过程中损坏的风险因素，如跌落，浸水，暴露在强磁场、强辐射、极端温度与高压环境等。

（2）识别管路使用过程中发生的堵管、折叠、脱落、漏液等情况。

（3）识别胰岛素泵发生故障造成的过量输注或无输注。

（4）预防风险发生的措施包括：

① 规范执行胰岛素泵的日常管理和维护制度。

② 避免戴泵进入影响胰岛素泵正常运行的特殊环境（强磁场、强辐射、极端温度与高压环境等）。

③ 定期进行泵的自检。

（5）建立胰岛素泵风险事件应急预案，对风险事件进行监控、记录、跟踪分析。

第四章 胰岛素泵的院外管理规范

一、制定标准化的教育课程

标准化的胰岛素泵应用培训是院外胰岛素泵规范管理的前提，也是确保糖尿病患者院外安全有效降糖的关键。糖尿病患者对胰岛素泵各项功能的使用越熟练，血糖控制得就越好。然而，相当一部分患者并不能正确使用胰岛素泵的各项功能，患者在治疗过程中的倦怠、沮丧、肢体感知障碍等均可影响胰岛素泵的应用。标准化的培训能使患者充分了解并掌握胰岛素泵的功能，获得更好的使用体验，并实现更好的血糖控制，降低低血糖的发生率。

胰岛素泵教育课程具体内容见表 1。

表 1 胰岛素泵教育课程内容

胰岛素泵治疗教育	内容
1. CSII 治疗方案	（1）CSII 治疗的目的； （2）MDI 和 CSII 的区别； （3）胰岛素泵的工作原理； （4）基础输注量和餐前大剂量

（续表）

胰岛素泵治疗教育	内容
2.CSII 治疗的意义	（1）CSII 治疗的优势； （2）可联合动态血糖监测
3.基础率调整	（1）如何调整基础率； （2）临时基础率的优势； （3）临时基础率应用举例； （4）不同基础率模式使用
4.意外高血糖的处理	（1）导致高血糖的原因； （2）高血糖的处置； （3）糖尿病酮症酸中毒的管理； （4）高血糖的预防
5.发生低血糖的处理	（1）导致低血糖的原因； （2）低血糖的处置； （3）低血糖的预防
6.胰岛素泵与运动	（1）运动前、中、后 CSII 方案的调整； （2）临时基础率的灵活应用
7.胰岛素泵高级功能	（1）饮食中的碳水化合物； （2）碳水化合物估算练习； （3）胰岛素 / 碳水化合物比例； （4）不同餐前大剂量模式的优势； （5）餐前大剂量模式选择（碳水化合物类、蛋白类、脂肪类）； （6）大剂量计算器计算餐前大剂量； （7）餐后高血糖校正
8.特殊环境下 CSII 的管理	（1）在炎热、寒冷、干燥环境下； （2）旅游中； （3）短时间停用 CSII 治疗； （4）妊娠期间

（续表）

胰岛素泵治疗教育	内容
9. CSII 的社会、家庭支持	（1）常见的社会支持； （2）如何寻求社会、家庭支持
10. 心理行为指导	（1）面对 CSII 治疗的态度； （2）积极应对胰岛素泵治疗中不良事件

注：CSII 指持续胰岛素皮下输注，MDI 指每日多次胰岛素注射。

二、组建专业化的管理团队

管理团队应由内分泌科医生、非内分泌科专科医生、胰岛素泵师、胰岛素泵护士组成，共同负责院外胰岛素泵使用患者的教育、治疗及随访。团队成员职责分工明确，并定期进行团队培训，保证团队的高效运作。团队成员主要职责分工如下：

1. 内分泌科医生

全面、系统评估患者病情，并与患者主管医生、患者及家属沟通，制定个体化治疗方案及血糖控制目标，与团队中其他成员密切协作，根据治疗过程中的反馈及时调整治疗方案。

2. 非内分泌科专科医生

负责所管患者本专科病情的观察及处理，关注患者血糖对预后的影响，及时与内分泌科医生沟通。

3.胰岛素泵师

评估患者的血糖、饮食、运动以及对治疗方案的依从性等，对患者进行标准化的胰岛素泵使用培训，并及时与团队中内分泌科医生沟通。

4.胰岛素泵护士

负责患者的健康教育，评估患者的血糖、胰岛素泵使用过程中存在的问题，及时与胰岛素泵师及患者的主管医生沟通。

三、建立系统化的档案随访系统

建立系统化的档案随访系统有利于患者长期有效的追踪管理。建档和随访内容包括患者的姓名、性别、年龄、档案号、住院号或门诊号、身份证号、职业、文化程度、家庭成员、地址、联系方式、胰岛素泵型号、身体参数（身高、体重、体重指数 BMI）、血压、血糖、胰岛功能（空腹 C 肽、馒头餐试验或口服葡萄糖耐量试验）、糖化血红蛋白等指标、糖尿病并发症、饮食运动习惯、其他疾病、胰岛素泵知识掌握情况等。对建档患者提供呼叫服务系统，方便患者及时反映院外治疗中遇到的问题。定期对患者进行系统随访（如治疗后 1 个月、3 个月、6 个月、1 年），在管理团队内讨论随访内容，及时给予患者反馈和指导。

四、完善多方位的社会支持平台

糖尿病的治疗容易受到周围环境影响。应当鼓励家庭其他成员积极参与患者的胰岛素泵院外管理，这对于儿童、孕妇及老年患者更为重要。为患者建立同伴交流圈，定期为患者组织健康教育和泵使用体验等活动。建立患者与胰岛素泵生产商沟通的渠道，积极帮助患者协调解决仪器出现的问题，帮助厂家不断地提升服务和产品质量。

第五章 胰岛素泵耗材使用 及护理管理规范

一、耗材准备

胰岛素泵、储药器、输注管路、敷贴、胶布、电池、助针器、泵套、泵夹、棉棒、75% 酒精等。

二、各种耗材的更换时间

不同品牌胰岛素泵的零配件也不同，应根据说明书选择更换。

电池：平均寿命 1 ～ 2 个月。

储药器：有效期内一次性使用，用完即换。

输注管路：有效期内一次性使用，通常为 3 天，如出现堵管、折管等应及时更换。

探头：有效期内一次性使用。

三、胰岛素泵的护理管理规范

（1）建立胰岛素泵及耗材管理档案，定期进行质量检测。

（2）耗材使用前发现破损，应立即封存，按流程上报主管部门。

（3）根据患者的体重指数、皮下脂肪厚度等选择不同型号的输注管路。

（4）双人核对并设定胰岛素泵基础率。

（5）严格无菌操作，操作前后应洗手。选择合适的注射部位，必要时给予备皮。

（6）将输注管路安置在易固定、活动时不易脱落的部位如腹部，用胶布妥善固定，避免剧烈活动。

（7）应将胰岛素泵放置在合适的泵袋中，注意防水。

（8）评估患者的血糖、饮食、运动及治疗的依从性，指导患者在胰岛素泵治疗期间的饮食和运动。

（9）每日监测三餐前、三餐后 2 h 及睡前血糖，必要时监测凌晨 2 点血糖或进行动态血糖监测。如病人出现头晕、心慌、手抖、出汗等症状，需及时监测血糖，并对症处理。

（10）做好交班及记录。每班交接储药器内胰岛素剩余量、电池电量、报警记录等，检查胰岛素泵基础率是否正确，检查管道是否通畅、有无裂痕或连接松动，检查胰岛素有无溢漏，检查快速分离器是否紧固。

（11）每日检查注射部位，看是否有皮肤瘙痒、红肿、出血、皮下脂肪萎缩、硬结、疼痛或针头脱出等情况，记录异常情况如瘀斑、血肿大小及范围，必要时冰敷 15 min。

（12）定期轮换注射部位，建议 3 天轮换 1 次，距离上一次管路植入点 2 cm 以上。如有硬结、出汗多或疼痛，要及时变更注射部位。

（13）告知患者戴泵期间勿触碰胰岛素泵功能键。

（14）指导患者熟悉报警提示，如有报警应及时告知医护人员。

（15）掌握胰岛素泵常见故障的排除方法。阻塞可导致胰岛素输注中断，当出现阻塞报警时，应嘱患者平卧，仔细检查输注装置是否扭曲或有气泡，需要时更换输注装置并改变输注部位。

（16）胰岛素泵需避免静电、浸水、撞击、高低温环境，严禁携带胰岛素泵进行 CT、核磁共振、PET 等检查，严禁携泵淋浴，必要时通知护士提前取下胰岛素泵。

（17）制作胰岛素泵治疗的各种提示，如胰岛素泵操作流程、交接记录单、温馨提示卡等，并定期进行更新。

（18）使用后的胰岛素泵使用一次性消毒湿巾或 75% 酒精消毒备用，胰岛素泵耗材按医疗废物分类处理。

四、胰岛素泵使用中常见不良事件

（1）停泵、电力异常、胰岛素量不足、管道输注系统堵塞和胰岛素渗漏导致胰岛素输注中断，可能会发生严重高、低血糖或引发糖尿病酮症酸中毒。

（2）注射部位皮肤硬结、红肿、皮下脂肪萎缩。

（3）注射部位皮肤对胶带过敏。

五、健康教育与随访

（1）对患者及家属进行胰岛素泵治疗的健康指导，包括胰岛素泵治疗的目的、意义、注意事项和有关低血糖症状及处理措施等。

（2）指导患者掌握餐前大剂量操作、报警处理、管路分离与重新连接、输注部位观察、血糖监测及饮食、运动要求。

（3）指导患者每日检查注射部位皮肤有无红肿热痛。

（4）指导患者外出时携带糖尿病患者身份识别卡和含糖食品，以备低血糖时服用。

（5）指导患者定期监测体重变化。

（6）指导患者定时复诊及更换胰岛素泵输注管路。

（7）建立胰岛素泵治疗患者档案，定期随访，进行系统化管理。

第六章 胰岛素泵报警的处理规范

胰岛素泵运行过程中，检测到胰岛素输注环节出现需要关注的问题时会报警（蜂鸣或震动），屏幕上出现相应的提示信息，立即仔细检查并及时处理相关问题。

一、胰岛素泵报警处理流程

（1）按动主屏幕任意按钮查看报警信息。

（2）阅读完报警信息后清除报警。

（3）按照报警信息中提供的说明查找原因并处理，排除报警条件。

（4）检查胰岛素泵设置（如时间 / 日期、基础率等）是否正确。

二、常见胰岛素泵报警类型

1. 电池相关报警

报警原因：电池测试失败、电池弱、更换电池超过时限、电池电量低、电源耗尽等。

处理方法：清除报警，根据报警提示更换新电池，检查设置是否正确。

预防：使用在有效期内且新启用的电池，电池应在室温状态下保存，从偏冷环境中取出的电池需提前数小时置于室温下。

2. 储药器胰岛素量不足报警

报警原因：储药器内剩余胰岛素量达到报警设置单位数（5～50 U，出厂设置一般默认为 20 U）或距胰岛素用完的时间达到指定数值（2～24 h）时报警。

处理方法：清除报警，检查储药器剩余胰岛素量，如胰岛素量不足，更换新的储药器及输注管路。

预防：查看胰岛素泵剩余胰岛素量出厂报警设置值，必要时可调节报警设置值。

3. 无输注报警

（1）发生在管路充盈／更换储药器时（管路未植入皮下）。

报警原因：管路连接不好或其他管路原因，胰岛素泵机械故障。

处理方法：确认胰岛素泵与身体断开，清除报警，重新进行管路连接，确认储药器头卡入输注管的凹槽，旋转到锁定位置，马达复位，插入储药器，进行分段检测。

具体流程如图 1 所示。

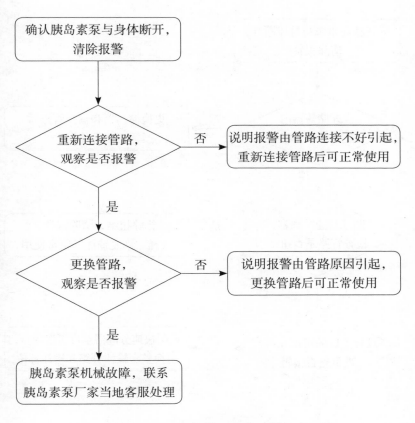

图 1　无输注报警处理流程（一）

（2）发生在胰岛素输注时（管路已植入皮下）。

报警原因：储药器内胰岛素用尽、输注管路压力增大（如管路扭结、管路阻塞等）、胰岛素泵机械故障等。

处理方法：确认胰岛素泵与身体断开，密切监测血糖，必要时皮下注射胰岛素；进行检测。

具体流程如图 2 所示。

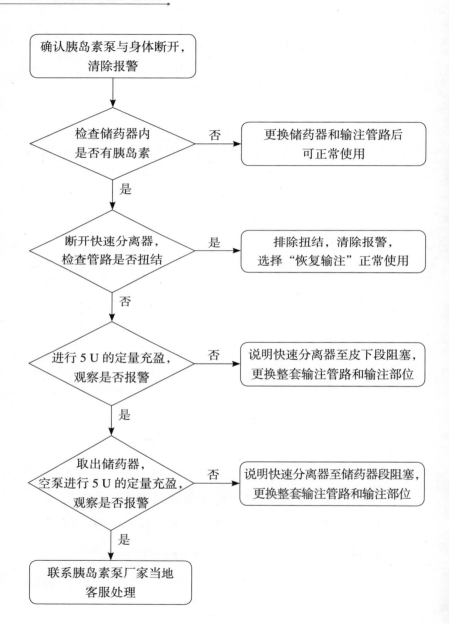

图 2 无输注报警处理流程（二）

预防：加强胰岛素泵相关健康教育，强调胰岛素输注管路的妥善固定及管理。

4. 自动关机报警

报警原因：未在设置的"自动关机"时间区间（1～24 h）内按动任何按键，此时胰岛素泵停止输注。

处理方法：清除报警，查看胰岛素停止输注时间，调整时间区间。

预防：调整"自动关机"设置时间或取消设置。

5. 静电报警

报警原因：胰岛素泵可以承受一般的静电干扰，但较高的静电会造成系统软件复位、记忆丢失，出现相应的报警代码，同时可出现按键失灵、白屏、屏幕冻结等现象。这类报警常见于身处冬天寒冷干燥处、家中铺地毯、家中养长毛宠物等的用户。

处理方法：手动清除报警。如无法清除，将电池取出5 min以上重新装入新电池。如仍无法清除，将电池取出2 h以上再装入新电池。如报警清除，排除引起静电的相关因素，重新设置所有参数。若仍无法清除，则联系胰岛素泵厂家当地客服。

预防：居室内尽可能避免使用化纤地毯和塑料饰物，卧室内尽量少摆放电器。房间经常通风换气，增加室内湿度，干燥季节可启用加湿器或放一盆冷水，也可放些盆栽花草。电视机或者电脑尽量不要放在卧室内。衣着宜宽大轻柔，应穿纯棉或真丝材料的内衣。不养长毛宠物。

6. 大剂量输注停止报警

报警原因：在大剂量输注过程中电池盖松开、胰岛素泵掉落或受到碰撞、胰岛素泵受到静电冲击。

处理方法：出现这条报警信息时必须通过查看大剂量输注历史获取已经实际输注的剂量，为剩余剂量重新设置一次大剂量输注。如果胰岛素泵掉落，则需检查是否损坏。

三、胰岛素泵报警处理的重要提示

（1）教育患者养成每天监测血糖、检查管路和皮肤的良好习惯。

（2）两种情况下胰岛素泵无法报警：胰岛素失活和胰岛素泄漏。

（3）如发生低血糖，必须先予以纠正。

（4）所有报警和故障处理均需先查找原因，及时进行相应处理，必要时更换备用泵。

（5）做任何测试前均需将快速分离器断开。

（6）实时动态胰岛素泵系统需注意探头提醒模式，及时输入正确指尖血糖进行校正，根据患者情况设定合适的高、低血糖报警阈值。

第七章　意外高、低血糖的处理规范

一、出现意外高血糖的处理

1. 出现意外高血糖的原因

（1）与胰岛素泵相关。

① 电池：电力不足或电池失效，导致胰岛素泵无法正常工作。

② 胰岛素泵：关机或停机未恢复，报警未解除；泵本身故障；泵程序设置错误，输注基础率太低；泵暂停后未恢复输注，导致胰岛素无输注。

③ 管路问题：长时间未更换管路或同一根管路容纳的胰岛素剂型及品牌不同导致管路阻塞、管路打折、更新管路时未排气，导致胰岛素无输注；管路出现裂缝或连接松动，导致胰岛素溢漏。

④ 储药器：储药器内胰岛素用完后未及时更换，未正常排气使气泡阻塞储药器出口，导致胰岛素无输注；储药器前端破裂，导致胰岛素漏出。

⑤ 输液管前端：输液管路皮下部分脱出，胰岛素未

输入人体；输液管前端与输液管连接处松动或破裂，胰岛素漏出。

⑥埋置部位：埋置部位感染或出现硬结、瘢痕，埋置在腰带位置或其他受摩擦处，胰岛素未被有效吸收。

（2）与胰岛素相关。胰岛素使用前未复温，胰岛素遇热释放空气产生气泡而阻塞管路，胰岛素过期、失效或储存不当（冷冻、高温、暴晒等），反复使用同一根管路致空气中的二氧化碳透过导管而改变胰岛素的酸碱度，使胰岛素发生沉淀而堵塞管路。

（3）与患者相关。

①患者主观因素：患者未控制饮食或忘记追加餐前大剂量导致餐后高血糖；患者担心治疗效果、治疗疼痛等焦虑情绪导致血糖异常升高。

②患者客观因素：胰岛素泵佩戴期间因感染、应激、服用药物（如其他降糖药物、激素等）后导致血糖高；皮下脂肪太少影响胰岛素吸收导致血糖异常升高。

2. 出现意外高血糖的处理措施

（1）与胰岛素泵相关。

①电池：立即更换电池。应在 5 min 内完成，选用碱性电池，勿使用碳锌电池。患者应随身携带备用电池。

②胰岛素泵：关机或停机后及时恢复开机，及时解除报警和处理故障，必要时联系胰岛素泵生产厂家。

③管路问题：及时连接输注管路，确保紧密连接；

妥善固定胰岛素泵及输注管路，防止管路打折；更换管路时排气，见胰岛素在针头出流出后停止排气。

④ 储药器：及时更换储药器内用完的胰岛素，检查储药器出口处有无气泡并排气。及时检查储药器的完整性。

⑤ 输液管前端：及时发现和处理针头及管路脱出情况，重新埋置胰岛素输注管路。

⑥ 埋置部位：植入部位应避开皮下脂肪增生、萎缩、硬结、皮肤瘢痕，以及感染处、腰带摩擦处。若输液管阻塞或破裂，则更换输液管前端装置。

（2）与胰岛素相关。正确储存胰岛素，更换胰岛素时需提前 2 ～ 3 h 将胰岛素从冰箱中取出，置于室温下自然复温。

（3）与患者相关。

① 患者主观因素：对患者加强糖尿病知识宣教，指导患者控制饮食、规律运动，介绍胰岛素泵工作原理及使用期间的注意事项，并对患者进行心理疏导，使患者平和地接受胰岛素泵治疗。

② 患者客观因素：患者在使用某些影响血糖的药物时需密切关注血糖波动情况，及时处理高血糖，严密监测病情变化，做到早诊断、早治疗。

二、出现意外低血糖的处理

1. 出现意外低血糖的原因

（1）胰岛素泵因素。泵故障，持续输注胰岛素。

（2）埋置部位因素。埋置过深误入肌肉组织或血管，胰岛素吸收快，导致意外低血糖。

（3）药物因素。胰岛素基础率或大剂量输注过量，不合理应用磺脲类降糖药物；某些药物增加低血糖风险，如水杨酸盐、普萘洛尔等。

（4）患者因素。患者进食不及时或进食总量少等入量不足导致低血糖；禁食、胃肠道手术后患者，补液过程中含糖液体加入过量胰岛素导致低血糖。

（5）其他因素。护士未严格按照医嘱执行基础率与大剂量。

2. 出现意外低血糖的处理措施

（1）胰岛素泵因素。立即断开胰岛素泵与身体连接，停止输注胰岛素，检查泵异常工作原因，必要时联系胰岛素泵厂家进行维修。

（2）埋置部位因素。严格按照规范操作埋置胰岛素针头，避免过深置入肌肉或血管。

（3）药物因素。个体化制定血糖控制方案，做好血糖监测，及时了解血糖波动情况，及时纠正低血糖。若低血糖由胰岛素用量过大所致，根据监测数据重新调整胰岛素泵治疗中的剂量。如果患者出现低血糖昏迷，则需要立即终止胰岛素泵工作。

（4）患者因素。胰岛素泵应用期间，做好患者饮食评估和指导，避免因进食不及时或不足导致低血糖，并做好患者健康教育，避免剧烈运动、热敷或反复摩擦输注部位。告知外出患者携带糖尿病患者身份识别卡及葡萄糖片或食品，以备发生低血糖时尽快服用。

（5）其他因素。加强护理教育，提高责任心，严格按照医嘱执行基础率及大剂量。

3.出现低血糖时的处理流程

出现低血糖时的处理流程如图 3 所示。

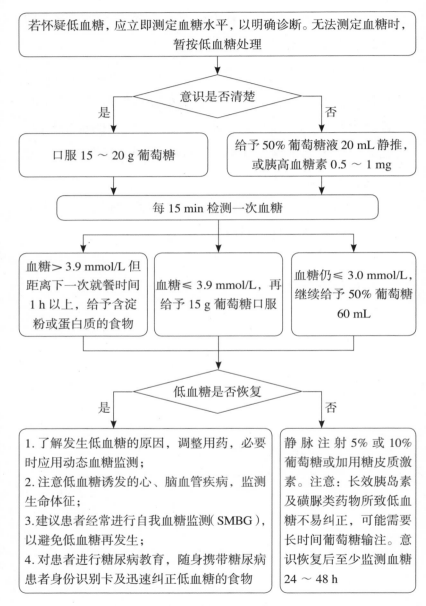

图 3　低血糖的处理流程

附　录

附录 1　胰岛素泵基本技术指标

胰岛素泵技术参数的设置是实现胰岛素泵功能多样性的基础，是保证胰岛素泵质量和安全性的必备条件。胰岛素泵基础技术参数主要包括以下 20 个。

（1）临床使用的胰岛素泵必须经过国家药品监督管理局（原国家食品药品监督管理总局）认证。

（2）胰岛素泵中支持使用速效胰岛素。

（3）多芯片监控，确保在任何环境下机器能正常运行；多芯片同时运作，发挥最大动力，确保胰岛素泵能够稳定、可靠、高效地工作。

（4）有阻塞传感器，评估是否有输注阻塞或监测胰岛素剩余用量，能显示剩余的胰岛素量。能做到压力校准，确保精准度高、误差小、反应更快，同时监测是否装有耗材、胰岛素剩余液量及是否堵塞。

（5）胰岛素泵支持使用便于购买的电池。

（6）胰岛素泵的配套药物输注耗材应该有 3 种以上

可供选择，具有快速分离器，便于病人检查、运动、洗澡。

①直插软管：适用于容易晕针的患者（希望借助助针器）、追求佩戴最大舒适度和方便性的患者；

②斜插软管：适用于体型偏瘦或者肌肉型患者、运动型患者（针头易脱出）、孕妇（从第二阶段孕周期开始）、输注部位反复感染患者、婴儿或是儿童；

③直插钢针：适用于对软管有反应、追求操作简单、输注可靠、皮肤容易过敏、容易发生堵管的患者，婴儿，儿童，孕妇（最多到第二阶段孕周期），偏瘦的成人；

④所有需要断开胰岛素泵的情况，每种型号耗材均可使用快速分离器，方便患者摘取。

（7）胰岛素泵具有自检功能。

（8）产品标准配置（附带的配件）：胰岛素泵、腰带夹子、泵包、管夹等。

（9）有背景灯，方便暗光环境中查看。

（10）具有报警功能，报警种类包括低药量、低信号、低电量、无输注等多种，报警方式包括声音和震动。可回看报警记录，包括报警的时间和内容。

（11）马达位移精准度要求，误差在 ±2% 以内。

（12）胰岛素输注精准度要求不超过 ±5%。

（13）基础率分段可设定 48 段。临时基础率时间设定范围为 0.5 ~ 24 h，±1% 可调整。

（14）胰岛素泵基础率设置范围不小于 0.05 ~ 35 U/h。

（15）基础率最小输注步长达到 0.05 U/h。

（16）大剂量设置范围为 0.1 ～ 25 U。

（17）大剂量可设定最小输注步长为 0.1 U。

（18）具有键盘锁定功能。

（19）可查询大剂量历史。

（20）胰岛素泵防水等级 IPX7 及以上。

附录 2　胰岛素泵质控评分表

胰岛素泵质控评分表

项目	内容和要求	分值	得分
医院资质	1. 内分泌专科有专门病房或床位（2分）； 2. 具有内分泌代谢专业主治以上医师（2分）； 3. 具有内分泌代谢专科护师，可以对患者进行指导、宣教（2分）； 4. 病房有血糖监测设备，能进行全天血糖谱监测（3分）； 5. 病房内有内分泌代谢专业医师值班，能随时处理突发事件（3分）	12分	
科室管理	1. 应定期进行保养，并做好保养记录备查（4分）； 2. 使用情况登记（4分），故障及报警记录（4分），使用患者的培训记录（4分）	16分	

项目	内容和要求	分值	得分
病历书写与病程记录	1.现病史项目、内容齐全（2分）； 2.体格检查完整（2分）； 3.病情演变和治疗记录（2分）； 4.三级查房记录（2分）； 5.阶段小结内容齐全（2分）； 6.出院讨论和小结（2分）	12分	
机器质控	参照规范要求（10分）	10分	
胰岛素泵操作	1.胰岛素泵操作规范（6分）； 2.操作记录（4分）； 3.血糖监测情况（2分）	12分	
消毒隔离	1.病房消毒（2分），医务人员操作消毒（2分）； 2.患者防护（2分），废弃物处置（2分）	8分	
专科理论考试	熟悉掌握糖尿病诊治要点，抽查1名医师随机提问并回答（10分）	10分	
护理常规	具体检查要求见护理质量标准（20分）	20分	
满分100分			

附录3　胰岛素泵治疗知情同意书

在进行胰岛素泵治疗前，要充分告知患者及陪人胰岛素泵治疗的优缺点、并发症及风险，并签署胰岛素泵治疗知情同意书。下面提供了一份胰岛素泵治疗知情同意书样例，供参考。

胰岛素泵治疗知情同意书

姓名：　　　年龄：　　　科室：　　　住院号：　　　电话：

　　根据患者病情，建议使用胰岛素泵治疗。胰岛素泵治疗是采用人工智能控制的胰岛素输入装置，通过持续皮下输注胰岛素，模拟胰岛素的生理性分泌模式，从而控制高血糖的一种胰岛素治疗方法。与每日多次注射胰岛素相比，胰岛素泵能平稳控制血糖，减少血糖波动和变异，从而减少低血糖的发生风险；能减少胰岛素用量，避免大剂量使用导致的体重增加；还能通过缩短血糖达标时间，加强糖尿病患者围手术期的血糖控制等。此外，胰岛素泵的使用可提高患者对治疗的依从性，减少多次皮下注射胰岛素给糖尿病患者带来的痛苦和不便；增加糖尿病患者进食、运动的自由度；提高患者自我血糖管理能力；减轻糖尿病患者心理负担，从而提高患者的生活质量。一般来说，胰岛素泵治疗是安全有效的，但有可能出现但不限于以下并发症及风险：

　　（1）血糖控制不理想；

　　（2）低血糖；

　　（3）局部皮肤疼痛、过敏、感染、出血；

　　（4）皮下针头折断；

　　（5）堵管等机器故障；

　　（6）其他不可预知的风险等。

　　一旦发生上述风险和意外，医师会采取积极应对措施。

　　胰岛素泵属精密电子仪器，请不要佩戴胰岛素泵接受核磁共振、CT、X线等检查。

　　　　　　　　　　医师签名：　　　　　　签署时间：

　　医师已经告知我将要进行的治疗方法、治疗存在的潜在风险、可能存在的其他治疗方法并且解答了我关于此次治疗的相关问题，我愿意接受胰岛素泵治疗并配合医护人员指导。

　　　　　　　　　　患者签名：

　　若患者无法签署，请其授权委托人或法定监护人签名：

　　　　　　　　　　　　　　与患者的关系：

参考文献

杨龑晓晓,孙子林,袁勇贵,2014. 糖尿病教育中的心理干预技术进展[J]. 中华糖尿病杂志,6(6):417-420. DOI:10.3760/cma.j.issn. 16745809.2014.06.014.

赵芳,袁丽,楼青青,等,2013. 健康教育与2型糖尿病患者血糖控制和自我护理行为的相关性研究[J]. 中华糖尿病杂志,5(10):598-603. DOI:10.3760/cma.j.issn.16745809.2013.10.006.

中华糖尿病杂志指南与共识编写委员会,2017. 中国糖尿病药物注射技术指南(2016年版)[J]. 中华糖尿病杂志,9(2):79-105. DOI: 10.3760/cma.j.issn.16745809.2017.02.005.

中华医学会内分泌学分会,中华医学会糖尿病学分会,中国医师协会内分泌代谢科医师分会,2021. 中国胰岛素泵治疗指南(2021年版)[J]. 中华内分泌代谢杂志,37(8):679-701.

中华医学会糖尿病学分会,2013. 新诊断2型糖尿病患者短期胰岛素强化治疗专家共识[J]. 中华医学杂志,93(20):1524-1526. DOI: 10.3760/cma.j.issn.03762491.2013.20.002.

中华医学会糖尿病学分会,2015. 中国血糖监测临床应用指南(2015年版)[J]. 中华糖尿病杂志,7(10):603-613. DOI:10. 3760/cma. j.issn.16745809.2015.10.004.

中华医学会糖尿病学分会,2021. 中国2型糖尿病防治指南(2020年版)[J]. 中华糖尿病杂志,13(4):315-409.

中华医学会糖尿病学分会糖尿病教育与管理学组,2017. 中国 2 型糖尿病自我管理处方专家共识(2017 年版)[J]. 中华糖尿病杂志, 9(12):740–750. DOI:10.3760/cma.j.issn.16745809. 2017.12.004.

American Diabetes Association,2021. Pharmacologic approaches to glycemic treatment: standards of medical care in diabetes2021[J]. Diabetes Care,44 Suppl 1: S111–S124. DOI:10. 2337/dc21S009.

Beck J, Greenwood D A, Blanton L, et al,2017. 2017 National Standards for Diabetes Self Management Education and Support[J]. Diabetes Educ,43(5): 449–464. DOI:10.1177/ 0145721717722968.

Briganti E M, Summers J C, Fitzgerald Z A, et al,2018. Continuous subcutaneous insulin infusion can be used effectively and safely in older patients with type 1 diabetes: longterm followup[J]. Diabetes Technol Ther,20(11): 783–786. DOI:10.1089/dia.2018.0215.

Chatterjee S, Davies M J, Heller S, et al,2018. Diabetes structured self-management education programmes: a narrative review and current innovations[J]. Lancet Diabetes Endocrinol,6(2): 130–142. DOI:10.1016/S22138587(17)302395.

Fleming G A, Petrie J R, Bergenstal R M, et al,2020. Diabetes digital app technology: benefits, challenges, and recommendations. A Consensus Report by the European Association for the Study of Diabetes(EASD)and the American Diabetes Association(ADA) Diabetes Technology Working Group[J]. Diabetes Care,43(1): 250–260. DOI: 10.2337/dci190062.

Hu C, Jia W,2018. Diabetes in China: epidemiology and genetic risk factors and their clinical utility in personalized medication[J]. Diabetes,67(1): 3–11. DOI:10.2337/dbi170013.

Peters A L, Buschur E O, Buse J B, et al,2015. Euglycemic diabetic ketoacidosis: a potential complication of treatment with sodium-glucose cotransporter 2 inhibition [J]. Diabetes Care, 38 (9): 1687-1693. DOI:10.2337/dc150843.

Powers M A, Bardsley J, Cypress M, et al, 2017. Diabetes self-management education and support in type 2 diabetes [J]. Diabetes Educ, 43 (1): 40-53. DOI:10.1177/0145721716689694.

Weng J, Zhou Z, Guo L, et al, 2018. Incidence of type 1 diabetes in China, 201013: population based study [J]. BMJ, 360: j5295. DOI:10. 1136/bmj.j5295.

Xu L, Wang L, Huang X, et al, 2017. Baseline red blood cell distribution width predicts longterm glycemic remission in patients with type 2 diabetes [J]. Diabetes Res Clin Pract, 131: 33-41. DOI:10.1016/j.diabres.2017.06.019.

Yan J, Peng D, Jiang F, et al, 2016. Impaired pancreatic beta cell compensatory function is the main cause of type 2 diabetes in individuals with high genetic risk: a 9 year prospective cohort study in the Chinese population [J]. Diabetologia, 59 (7): 1458-1462. DOI:10.1007/s001250163939y.

Yeh H C, Brown T T, Maruthur N, et al, 2012. Comparative effectiveness and safety of methods of insulin delivery and glucose monitoring for diabetes mellitus: a systematic review and meta-analysis [J]. Ann Intern Med, 157 (5): 336-347. DOI:10.7326/0003-4819-157-5-201209040-00508.

Young H D, de Groot M, Hill Briggs F, et al, 2016. Psychosocial care for people with diabetes: a position statement of the American Diabetes Association [J]. Diabetes Care, 39 (12): 2126-2140. DOI:10.2337/ dc162053.